STATISTIQUE

DES

HERNIES A L'HOTEL IMPÉRIAL DES INVALIDES.

Imprimé par Henri et Charles Noblet, rue Saint-Dominique, 56.

STATISTIQUE

DES

HERNIES A L'HOTEL IMPÉRIAL DES INVALIDES,

EN 1852;

PAR M. F. HUTIN,

Docteur en médecine de la Faculté de Paris;
Chef du service médico-chirurgical de l'Hôtel des Invalides;
Médecin principal de 1re classe; Officier de la Légion-d'Honneur; Membre correspondant
de l'Academie des Sciences, Inscriptions et Belles-Lettres de Toulouse;
de la Société de médecine, chirurgie et pharmacie de la même ville;
de la Société des Sciences du Bas-Rhin;
de la Société phrénologique de Paris; des Sociétés de médecine
de Lyon et de Marseille.

PARIS,

CHEZ J.-B. BAILLIÈRE,

LIBRAIRE DE L'ACADÉMIE NATIONALE DE MÉDECINE,
RUE HAUTEFEUILLE, 19.

1853

STATISTIQUE

DES

HERNIES A L'HOTEL IMPÉRIAL DES INVALIDES.

L'Hôtel des Invalides, habité par trois mille anciens militaires, offre un nombre considérable de hernies, dues à diverses causes, et survenues à différents âges. Malgré le peu de valeur scientifique que les personnes habituées à lire des statistiques toutes faites, sans jamais s'en occuper elles-mêmes, accordent parfois à ce genre d'études, j'ai pensé qu'il y aurait quelque intérêt à rechercher les circonstances qui se rattachent à l'existence de ces infirmités, et à livrer à la publicité les résultats de cette recherche, comme document pouvant servir à l'histoire générale des hernies.

M. le professeur Malgaigne a inséré, au XXIVe volume des *Annales d'hygiène publique*, un travail plein de clarté, dans lequel il a consigné les résultats de ses patientes investigations sur ce sujet, dans la population indigente de Paris; et déjà Sabatier avait fait, en 1774, le dénombrement des invalides affectés de hernies. Ceux qui connaissent tout ce qu'il faut de soins minutieux pour arriver à des faits exacts, et pour les coordonner ensuite, me sauront peut-être gré d'être entré dans la même voie que mes savants devanciers, en faisant, pour notre population toute spéciale, ce que l'un a ébauché il y a soixante-dix-huit ans, dans la même maison, et ce que l'autre a fait, avec tant d'application, sur une plus vaste échelle.

Quant au travail de Sabatier, il se résume en quelques lignes insérées dans une note de Louis, au 5e volume des Mémoires de l'Académie royale de chirurgie. Il y est établi que sur 2,600 hommes, dont 600 officiers, alors existants à l'Hôtel, il y avait 155 hernieux, ainsi répartis :

Hernies des deux côtés,	6	officiers, et	44	soldats.
Hernies à droite.......	5	id.	55	id.
Hernies à gauche......	2	id.	43	id.

La note de Louis ne donne pas d'autres détails; car, en procédant à la visite des hernieux, Sabatier n'avait pas l'intention de faire une statistique; il se bornait à répondre à la prière que lui avait adressée l'illustre secrétaire perpétuel de l'Académie, de lui en indiquer le nombre.

§ II. — Chiffre des hernieux a l'hôtel des invalides.

Du 1er janvier 1847 au 1er mars 1852, j'ai visité 4,252 invalides, dont 177 officiers, qui ont formé pendant ce laps de temps la population de l'Hôtel. Il y en avait :

38	âgés de	20 à 30 ans.
89	—	30 à 40
95	—	40 à 50
536	—	50 à 60
1,853	—	60 à 70
1,406	—	70 à 80
230	—	80 à 90
3	—	90 à 96
1	—	101 ans.
1	—	126 ans. (On a des doutes sur l'authenticité de cet âge.)
4,252		

Dans ce nombre, j'ai trouvé 896 hernieux, savoir :

6 atteints d'une hernie inguinale de chaque côté, et d'une ombilicale; dont 1 officier.
327 atteints d'une hernie inguinale de chaque côté, dont 17 officiers.
2 atteints d'une hernie crurale de chaque côté.
296 atteints d'une hernie inguinale droite, dont 7 officiers.

216 atteints d'une hernie inguinale gauche, dont 8 officiers.
8 atteints d'une hernie crurale droite.
3 atteints d'une hernie crurale gauche.
16 atteints d'une hernie ombilicale simple, dont 1 officier.
12 atteints d'une hernie sus-ombilicale.
1 atteint d'une hernie sous-ombilicale.
1 atteint d'une hernie près de la crête iliaque, suite de déchirure causée par une chute.
8 atteints d'une hernie latérale à la ligne blanche, suite de plaies.

En tout 896, dont 34 officiers.

Il résulte de là que la proportion générale des hernieux, pendant le temps indiqué, a été de 1 sur 4,74; et pour les officiers, seulement de 1 sur 5,20. Ces proportions, rapprochées de celles de Sabatier, donnent une différence considérable, puisque, s'il n'y avait de son temps que 155 hernieux sur 2,600 invalides, dont 600 officiers, ils étaient, au total, comme 1 est à 16,77, et parmi les officiers seuls, comme 1 est à 46,15.

A quoi tient cette énorme différence dans le même établissement? Plusieurs motifs peuvent en partie l'expliquer. 1° Les invalides n'étaient pas alors, comme ils le sont actuellement, des hommes fatigués par des guerres et des travaux de géants. 2° Peut-être étaient-ils plus jeunes que ceux de nos jours (je n'ai pas pu le vérifier), et par suite moins sujets aux hernies. 3° L'espèce de réprobation qui s'est longtemps attachée aux hernieux pouvait en porter un certain nombre à cacher leur infirmité, et Sabatier a pu se borner à noter ceux qui se sont déclarés, sans visiter tous les hommes, comme je l'ai fait. 4° L'ignorance où sont quelques individus de la nature et des suites de leur mal; l'insouciance dans laquelle ils vivent à cet égard; la crainte même de la gêne causée par un brayer, sont des circonstances dont il faut tenir compte : car j'ai fait délivrer d'office des bandages herniaires à plus de quarante invalides qui n'avaient nul souci de ces tumeurs peu volumineuses, dont ils méconnaissaient le danger, bien qu'ils les eussent contractées depuis plusieurs années. 5° Enfin, il ne serait pas impossible, quoique ce soit peu vraisemblable, que la proportion des hernies en général eût varié avec le temps, comme celle d'autres maladies. Quant au régime alimentaire, on ne peut guère l'invoquer comme cause de la disproportion signalée, attendu qu'en examinant dans les archives le menu des tables, arrêté alors, comme aujourd'hui, par l'autorité supérieure, on n'y trouve rien qui puisse expliquer la différence. Les changements survenus dans l'habillement seraient encore plus loin d'en donner une explication satisfaisante; car les vêtements de nos pensionnaires sont larges et commodes; aucune partie du corps ne s'y trouve gênée, et l'usage des bretelles a, depuis bien longtemps, supprimé la constriction jadis exercée par la ceinture de la culotte.

§ III. — Proportion des hernies entre elles.

En comparant le nombre proportionnel des hernies entre elles, on voit que les inguinales entrent pour 839 dans le chiffre total de 896. Si l'on défalque de ce dernier nombre les 9 hernies dues à des blessures de l'abdomen, il se réduit à 887, et l'on trouve ainsi 20 hernies inguinales, environ, pour une seule d'autre nature. Encore faut-il remarquer que, dans cette supputation, je compte les inguinales doubles comme si elles étaient simples.

Il est bien constaté que les hernies crurales sont infiniment plus rares que les hernies inguinales : la présence et les usages de l'anneau inguinal expliquent cette circonstance. Mais on se rend difficilement compte d'une disproportion semblable à celle que nous trouvons ici. Treize hommes seulement affectés de ce genre d'infirmité sur 4,252, tandis qu'il y en a 839 atteints de hernies inguinales : c'est un rapport qui semble exorbitant. M. le professeur Malgaigne, dans une conversation particulière, ayant éveillé dans mon esprit quelques doutes sur l'exactitude de mes premières recherches sur ce point particulier, j'ai voulu les vérifier, avec l'assentiment du Prince gouverneur de l'hôtel. J'ai donc soumis à une nouvelle et minutieuse visite les hernieux qui sont encore parmi nous. Il résulte de cette vérification, qu'en joignant au nombre primitivement indiqué dans mes *Fragments historiques et médicaux sur l'Hôtel des Invalides*, quelques cas nouveaux, et deux autres que j'avais mal notés ou mal appréciés, le chiffre exact de nos hernies crurales est dans les proportions ci-dessus indiquées. Ces hernies, dans le tableau tracé plus haut, étant au nombre de treize, dont deux doubles, il s'ensuit qu'elles sont un peu moins fréquentes chez nous que les ombilicales simples, et un peu plus que les sus-ombilicales.

Parmi les inguinales, nous en avons 327 doubles ; c'est beaucoup plus que les simples gauches, et même plus que les simples droites. Cette circonstance mérite attention. Peut-être devrait-elle conduire à faire porter des brayers doubles à quiconque est affecté d'une première hernie ; car elle semblerait établir, ce qui du reste n'est guère contesté, que l'homme atteint d'une hernie est très-disposé à en voir survenir une seconde. Ce n'est nullement la présence de la première qui prédispose à celle-ci ; mais les motifs d'affaiblissement de l'anneau inguinal d'un côté ne sont pas loin d'exister du côté opposé ; et, si l'une n'est pas la conséquence de l'autre, celle-ci est souvent l'avant-coureur de celle-là.

§ IV. — Espace de temps qui sépare l'apparition de plusieurs hernies.

Quand on demande aux invalides atteints de deux hernies, quelle est celle qui a paru la première, un très-grand nombre répond tout d'abord qu'elles se sont manifestées en même temps; puis, en les questionnant davantage, on voit que ce dire n'est pas exact, et que le plus souvent il s'est passé un certain laps de temps entre l'apparition de l'une et celle de l'autre. J'ai voulu connaître l'intervalle qui a séparé les deux accidents, et quelle était la descente qui s'était déclarée d'abord : je suis arrivé à savoir que, sur 335 hernies doubles et triples :

Les deux inguinales ont paru en même temps..... 37 fois.
La droite a paru la première.................... 163
La gauche a paru la première.................... 131
L'ombilicale a paru la première................. 1
La sus-ombilicale a paru la première........... 3

Sur 18 individus,	la 2e a paru	de 2 à 8 jours	après la première
27	id.	environ 15 jours	id.
29	id.	de 1 à 6 mois	id.
69	id.	de 6 mois à 1 an	id.
47	id.	de 1 an à 2 ans	id.
54	id.	de 2 ans à 5 ans	id.
46	id.	de 5 ans à 10 ans	id.
1	id.	15 ans	id.
1	id.	19 ans	id.
2	id.	de 28 à 30 ans	id.
3	id.	38 ans	id.
1	id.	59 ans	id.

D'où il résulterait que, si les choses se passaient toujours ainsi, l'on verrait :

Les deux hernies inguinales apparaître ensemble une fois sur 9;
La droite se montrer la première une fois sur 2,05;
La gauche id. une fois sur 2,55;
Une fois sur 18,61, la 2e survenir dans les 8 premiers jours qui suivent l'apparition de la première;
Une fois sur 7,44, dans les 15 premiers jours;
Une fois sur 4,53, dans les 6 premiers mois;
Une fois sur 2,35, dans l'année;
Une fois sur 7,12, de 1 à 2 ans après la première;
Une fois sur 6,20, de 2 à 5 ans id.
Une fois sur 7,28, de 5 à 10 ans id.

Au-delà de ce terme, il n'y aurait plus que des exceptions.

Ce serait donc dans le courant de la même année que se déclarerait la seconde hernie chez le plus grand nombre. La résistance des tissus ne change guère, en effet, à si court intervalle; et l'on peut ajouter que bien souvent les conditions de la vie militaire qui ont favorisé l'apparition de la première, ne sont guère modifiées non plus pendant ce temps. De sorte qu'on ne doit pas être surpris de voir la seconde infirmité se montrer le plus souvent en moins d'une année, mais qu'il y a lieu de l'être davantage de ne pas la voir se manifester à une époque plus rapprochée encore de la première. Cette dernière circonstance ne pourrait-elle pas venir, en partie, de ce que nous apportons plus de méfiance, plus de prudence dans nos actes, pendant un certain temps du moins, après une première atteinte; circonspection qui va ensuite s'affaiblissant de jour en jour? Je ne dis pas que ce soit là la cause réelle de la différence qui nous occupe; je demande seulement si elle ne peut pas entrer en ligne de compte avec d'autres.

§ V. — Prédominance des hernies droites.

La prédominance des hernies droites sur les gauches existe parmi les invalides, comme dans la masse de la population. Le passage du testicule dans le scrotum, plus tardif à gauche qu'à droite, mis en avant par Wrisberg; l'oblitération du canal de la tunique vaginale plus hâtive à gauche qu'à droite, démontrée par Camper; le poids du foie, allégué par Swenki; l'inclinaison du mésentère à droite, invoquée par Martin; l'abaissement du diaphragme, uni à l'attitude du corps pendant certains efforts musculaires, et refoulant les viscères vers l'aine droite par suite de l'espace moindre qu'ils trouvent dans le côté gauche de la cavité abdominale, comme l'indique M. J. Cloquet, sont autant de causes qui reçoivent leur application dans des cas donnés, mais qui sont loin de satisfaire et de suffire toujours. Il est probable que c'est à toutes ces causes réunies, et non à l'une ou à l'autre seulement, qu'il faut attribuer le phénomène qui nous occupe. Ainsi, les premières, admises avec raison par M. Malgaigne, sont les causes primordiales peut-être; les autres s'ajoutent à celles-là, et, avec l'âge, elles se réunissent, pour laisser un effort déterminant triompher d'une résistance déjà amoindrie. Juville dit que cette prédominance *tient sans doute aux mouvements plus violents du bras droit*. Les recherches faites par M. Malgaigne, sur le nombre des droitiers et des gauchers parmi ses hernieux, infirment singulièrement la valeur de ce motif, d'une manière générale; mais chez nous il conserverait tout son poids : car, si l'on en excepte quatre seulement, tous les hernieux que j'ai examinés étaient droitiers.

§ VI. — De l'hérédité.

La faiblesse de constitution que certains enfants apportent en naissant, et par suite leur disposition à contracter telle ou telle maladie, est parfois un triste héritage que leur lèguent des parents atteints de semblables infirmités. Mais il ne faut pas se faire une entière illusion à cet égard : il arrive souvent que nos pères nous élèvent comme ils ont été élevés eux-mêmes; et, à notre tour, nous donnons à nos enfants des soins à peu près semblables à ceux que nous avons reçus. Ceci n'est pas constant, je le sais; mais c'est une règle assez ordinaire, pour la première enfance surtout, dans certaines contrées. Les habitudes locales se transmettent de génération en génération, et je crois que l'on peut dire que beaucoup d'individus, issus de parents hernieux, contractent des hernies, non parce qu'ils en ont reçu le germe avec la vie, mais parce qu'ils sont soumis aux mêmes causes qui ont agi sur leurs parents.

Chez les indigents, dans la classe ouvrière de la société, dans les pays de montagnes, ou dans les lieux bas et marécageux, les mêmes privations, les mêmes travaux pénibles, les mêmes fatigues, la même constitution, le même affaiblissement physique, qui ont influé sur les ascendants, atteignent fréquemment les descendants; et l'on ne peut nier que cette fâcheuse coïncidence dispose plus efficacement encore au développement des hernies qu'une hérédité réelle.

Quoi qu'il en puisse être, en faisant abstraction des neuf individus blessés à l'abdomen, sur nos 887 hernieux j'en ai trouvé :

86 dont le père avait une ou plusieurs hernies;
20 dont la mère en avait;
4 dont le père et la mère en avaient;
8 dont les enfants en ont;
3 dont un frère en avait;
1 dont la sœur en a.
35 n'ont pas connu leurs parents, ou les ont perdus dans la première enfance.
88 ne savaient pas si leurs parents étaient hernieux.
Un nombre considérable n'est pas marié, ou n'a pas de progéniture.

Il eût été curieux de savoir si les hernies des fils étaient de la même espèce que celles de leurs ascendants ou des collatéraux; mais on ne pourrait avoir aucune confiance dans les renseignements donnés à ce sujet.

Si l'influence héréditaire existe réellement, ce que je ne prétends pas contester, on trouve du moins qu'elle se serait fait sentir bien tardivement chez nos invalides.

En effet, sur 86 dont le père était atteint d'infirmités analogues :

16	ont vu paraître les leurs.....	de 20 à 25	ans.
7	id.	de 25 à 30	
8	id.	de 30 à 35	
6	id.	de 35 à 40	
8	id.	de 40 à 45	
7	id.	de 45 à 50	
8	id.	de 50 à 55	
6	id.	de 55 à 60	
8	id.	de 60 à 65	
7	id.	de 65 à 70	
3	id.	de 70 à 75	
2	id.	de 75 à 80	

Sur 20 dont la mère en était également atteinte :

9	ont contraeté les leurs......	de 20 à 25 ans.
3	id.	de 25 à 30
3	id.	de 35 à 40
2	id.	de 55 à 60
3	id.	de 60 à 65

Et parmi ceux dont le père et la mère avaient les mêmes infirmités :

1 a contracté la sienne à 40 ans.
2 en ont été affligés de 48 à 50 ans.
1 a eu la sienne à 54 ans.

Il est donc bien difficile d'invoquer pour ces militaires l'influence de l'hérédité.

§ VII. — Age auquel les hernies ont paru.

A trois exceptions près, tous nos invalides ont vu survenir leurs hernies après l'âge de 20 ans. Deux circonstances expliquent la rareté de cette infirmité avant cette époque. La première, c'est que les hernieux sont très-rarement enrôlés sous les drapeaux, d'où les éloigne une sage disposition de la loi. La seconde, c'est que les travaux de la carrière militaire commencent seulement alors. Cependant, la première République et l'Empire avaient souvent pris leurs soldats avant l'âge de 20 ans, et l'on ne rejetait pas tous les jeunes gens qui n'avaient pour motifs d'exemption que des hernies peu volumineuses. Comment donc avons nous si peu de vieux serviteurs de l'Etat dont les descentes répondent à cette époque de leur vie? Je n'en sais rien. Exigeait-on moins de ces enfants de 16 et de 18 ans que des autres jeunes appelés? Cette supposition n'est guère admissible, attendu qu'ils étaient bien obligés de partager avec leurs frères d'armes les marches, les courses, les vicissitudes de la guerre ; ce motif ne serait donc pas suffisant. Peut-être faut-il attribuer à un pur hasard la rareté qui nous frappe. Voici, au reste, la proportion de nos hernies suivant l'époque de la vie à laquelle elles se sont produites.

3	ont paru avant l'âge	de 20 ans.
141	ont paru....	de 20 à 30 ans.
134	id.	de 30 à 40
139	id.	de 40 à 50
227	id.	de 50 à 60
182	id.	de 60 à 70
59	id.	de 70 à 80
2	id.	de 80 à 90
9	se sont montrées à différents âges, par blessures.	
896		

On voit que c'est de 50 à 60 ans que se sont manifestées le plus de hernies. Ce fait est en harmonie avec le dire de M. Malgaigne; il contredit les tables de la Société de Londres, d'après lesquelles, au contraire, ce chiffre diminuerait à pareil âge. Si l'on en compare le nombre à celui des descentes survenues aux âges précédents, on trouve que chacune des trois périodes décennales de 20 à 50 ans a fourni sur le total de 896, dont il convient de déduire les 9 blessés, 1 hernieux sur 6,42 environ ; tandis que celle de 50 à 60 ans en donne 1 sur 3,90.

Les 758 hommes âgés de 20 à 60 ans ont donné 644 hernieux. Les 3,494 âgés de 60 à 126 ans n'en ont présenté que 243. Cette décroissance numérique est considérable, car elle offre, pour les derniers, seulement 1 hernieux sur 14,38, et pour les premiers, 1 sur 1,17. Une telle différence serait-elle due au hasard ? C'est peu probable, car elle se maintient depuis cinq ans au milieu d'une population sans cesse renouvelée par les extinctions et les mutations fréquentes dans l'établissement. Vient-elle de ce que la population hernieuse disparaît plus vite après 60 ans, et succombe plus rapidement? Ceci serait possible. Toutefois, il ne faut pas donner trop de croyance à cette idée, que les gens atteints de hernies meurent plutôt que les autres ; nous verrons plus loin ce qu'il en est.

Mais les considérations suivantes ne doivent pas être oubliées.

Lorsque l'homme est arrivé au moment de sa décadence physique, la faiblesse de ses organes trahit souvent son ardeur intellectuelle. A cette époque, si voisine de l'apogée de la force virile, il n'a pas cessé de se croire capable de se livrer impunément à tous les exercices corporels qu'il entreprenait naguère ; et ils ne sont pas rares les vieillards qui affirment avec conviction qu'ils peuvent faire encore ce qu'ils faisaient vingt ans auparavant. Cet excès d'aveugle et fallacieuse confiance, fort commun chez les anciens militaires surtout, ne serait-il pas, au moment où les organes sont affaiblis à l'insu du sujet, l'une des principales causes de la grande quantité de hernies que nous avons trouvée entre cinquante et soixante ans? Cette décadence, il est vrai, commence en général avant cet âge ; mais elle doit être le plus souvent retardée chez les hommes d'élite composant l'armée, et chez ceux qui sont doués d'une constitution assez fortement trempée pour résister à des guerres d'un quart de siècle.

Puis, avec les ans vient la réflexion. Peu à peu on se familiarise forcément avec cette triste idée que la vigueur s'en va ; et cette même circonspection dont je parlais tout-à-l'heure, jointe fréquemment à une impossibilité réelle, porte le vieillard à se défier davantage de ses forces. Il devient plus lent à agir ; il met moins d'ardeur dans sa marche et dans ses mouvements, plus de modération dans ses travaux de force ; par conséquent, il s'expose moins aux causes les plus habituellement productrices des hernies ; et cela explique en partie la moindre fréquence de celles-ci à cette époque de la vie. Je sais qu'il survient d'autres causes ; car les catarrhes bronchiques, les dysuries, les faux-pas, etc., sont surtout l'apanage de la vieillesse. Mais, sans donner aux motifs que j'invoque une valeur que je ne leur attribue pas moi-même, on doit, je pense, en tenir bon compte.

Voulant préciser davantage l'âge auquel les hernies de toute nature sont intervenues, j'ai été conduit aux résultats ci-après :

1° *Hernies triples*, 6.

Chez 1 homme, l'inguinale droite a paru à 28 ans, la gauche à 35, l'ombilicale à 43.

Chez 1 homme, l'inguinale droite a paru à 28 ans, la gauche à 38, l'ombilicale à 47.

Chez 3 hommes, l'ombilicale a paru de 30 à 36 ans, l'inguinale droite de 42 à 50, la gauche de 60 à 70.

Chez 1 homme, l'ombilicale a paru à 22 ans, les deux inguinales ensemble à 81 ans.

2° *Hernies crurales doubles*, 2.

Chez 1 homme, la première a paru à 31 ans, et la deuxième à 60.

Chez 1 homme, la première a paru à 52 ans, et la deuxième à 78.

3° *Hernies inguinales doubles*, 327.

1	a contracté la première....	à 20 ans.
36	ont contracté la première..	de 21 à 30 ans.
42	id.	de 30 à 40
63	id.	de 40 à 50
101	id.	de 50 à 60
61	id.	de 60 à 70
22	id.	de 70 à 80
1	seul a contracté la première	à 81 ans.

4° *Hernies crurales droites*, 8.

3	les ont contractées........	de 30 à 40 ans.
4	id.	de 40 à 50
1	à 52 ans.	

5° *Hernies crurales gauches*, 3.

3	les ont contractées........	de 29 à 37 ans.

6° *Hernies inguinales droites*, 296.

61 les ont contractées........ de 20 à 30 ans.
46 id. de 30 à 40
42 id. de 40 à 50
59 id. de 50 à 60
67 id. de 60 à 70
20 id. de 70 à 80
1 au-delà de 80 ans.

7° *Hernies inguinales gauches*, 216.

3 les ont contractées avant.. 20 ans.
30 les ont contractées....... de 20 à 30 ans.
40 id. de 30 à 40
23 id. de 40 à 50
60 id. de 50 à 60
45 id. de 60 à 70
16 id. de 70 à 80

8° *Hernies ombilicales simples*, 16.

6 les ont contractées....... de 20 à 30 ans.
4 id. de 40 à 50
4 id. de 50 à 60
1 les a contractées......... à 65 ans.
1 id. à 71 ans.

9° *Hernies sus-ombilicales*, 12.

5 les ont contractées....... de 20 à 30 ans.
1 les a contractées......... à 36 ans.
2 les ont contractées....... de 45 à 50 ans.
4 id. de 60 à 65 ans.
La sous-ombilicale a été contractée à 60 ans environ.

§ VIII — Causes déterminantes.

Les causes déterminantes de nos hernies ont été multiples et variées. Le tableau suivant permettra de les apprécier, et me dispensera des commentaires que chacun pourra facilement en déduire.

Testicule engagé dans l'anneau vers l'âge de 22 ans... 1

	Report......		1
Fracture du pubis par coup de pied de cheval, vers l'âge de 23 ans			1
Fracture du pubis par contusion d'obus, à 27 ans			1
Jeu d'instruments à vent.	de 20 à 30 ans	2	3
	à 40 ans	1	
Exercices violents avant l'âge de 20 ans			3
Orchite ou hydrocèle.	vers l'âge de 35 ans	1	3
	à 52 ans	1	
	à 64 ans	1	
Escrime.	à 33 ans	1	6
	de 40 à 50 ans	2	
	à 56 ans	1	
	de 60 à 70 ans	2	
Éternuement ou action de se moucher.	de 50 à 60 ans	4	7
	de 60 à 70 ans	2	
	à 75 ans	1	
Plaies à l'abdomen à différents âges			9
Vomissements.	de 30 à 40 ans	3	9
	de 50 à 60 ans	4	
	de 60 à 70 ans	2	
Efforts de miction et de défécation.	à 36 ans	1	17
	de 40 à 50 ans	2	
	de 50 à 60 ans	8	
	de 60 à 70 ans	3	
	de 70 à 80 ans	2	
	à 84 ans	1	
Équitation.	de 20 à 30 ans	6	26
	de 30 à 40 ans	6	
	de 40 à 50 ans	9	
	de 50 à 60 ans	3	
	de 60 à 63 ans	2	
Contusions sur l'abdomen.	de 20 à 30 ans	19	33
	de 30 à 40 ans	6	
	de 40 à 50 ans	3	
	de 50 à 60 ans	4	
	à 65 ans	1	
Fatigues et marches forcées.	de 20 à 30 ans	7	35
	de 30 à 40 ans	8	
	de 40 à 50 ans	10	
	de 50 à 60 ans	7	
	de 60 à 70 ans	2	
	vers 75 ans	1	
	A reporter....		154

		Report.....	154
Chutes et efforts pour les éviter.	de 20 à 30 ans	13	36
	de 30 à 40 ans	5	
	de 40 à 50 ans	8	
	de 50 à 60 ans	6	
	de 60 à 70 ans	2	
	de 70 à 80 ans	2	
Sauts de fossés ou d'autres obstacles.	de 20 à 30 ans	29	58
	de 30 à 40 ans	16	
	de 40 à 50 ans	6	
	de 50 à 60 ans	4	
	de 60 à 70 ans	3	
Faux pas.	de 20 à 30 ans	4	68
	de 30 à 40 ans	10	
	de 40 à 50 ans	9	
	de 50 à 60 ans	15	
	de 60 à 70 ans	26	
	de 70 à 80 ans	4	
Toux.	à 28 ans	1	136
	de 30 à 40 ans	4	
	de 40 à 50 ans	9	
	de 50 à 60 ans	43	
	de 60 à 70 ans	53	
	de 70 à 80 ans	25	
	à 84 ans	1	
Efforts musculaires pour soulever ou porter des fardeaux.	de 20 à 30 ans	52	264
	de 30 à 40 ans	50	
	de 40 à 50 ans	48	
	de 50 à 60 ans	61	
	de 60 à 70 ans	41	
	de 70 à 80 ans	12	
Hernies survenues seules, ou par des causes mal appréciées.	de 20 à 30 ans	5	180
	de 30 à 40 ans	23	
	de 40 à 50 ans	32	
	de 50 à 60 ans	66	
	de 60 à 70 ans	42	
	de 70 à 80 ans	12	
		Total..	896

§ IX. — Taille des hernieux.

Il m'a été impossible, on le comprend, de recueillir aucun renseignement de quelque valeur sur l'embonpoint comparatif dont les hernieux jouissaient avant que leur infirmité survînt, et au moment de son apparition ; mais j'ai voulu tenir compte de leur taille. Je dois dire, toutefois, que j'ai dû me borner à toiser 682 hommes seulement, parce que deux sont tellement contrefaits qu'il n'eût pas été facile de le faire, et que les autres étaient morts ou avaient quitté l'Hôtel lorsque j'ai eu la pensée de prendre ces renseignements. Parmi les restants, j'ai trouvé :

1	homme ayant..............	1 mètre 45 centim.
1	id.	1 — 48
41	id.	de 1,50 à 1,55
49	id.	de 1,56 à 1,60
217	id.	de 1,61 à 1,65
193	id.	de 1,66 à 1,70
142	id.	de 1,71 à 1,75
26	id.	de 1,76 à 1,80
9	id.	de 1,81 à 1,85
3	id.	de 1,86 à 1,90

Il faudrait, je le sais, donner par comparaison la taille des autres pensionnaires non hernieux de l'Hôtel ; mais cette opération serait trop pénible pour nos vieux militaires, et leur causerait un dérangement qui n'offrirait pas à la science des compensations suffisantes. Le minimum de la taille, pour l'armée de terre et de mer, est aujourd'hui de *un* mètre *560* millimètres. Mais à une certaine époque, ce minimum avait été un peu abaissé, comme on le sait ; et, d'ailleurs, la bonne volonté des enrôlés fit souvent passer par dessus cette considération. Voilà comment il se fait que nous trouvions des hommes ayant moins d'un mètre 50 centimètres. D'un autre côté, les individus d'une haute stature sont relativement assez rares, à quelques régiments près ; et la taille moyenne de l'armée prise en masse est de 1 mètre 655 millimètres. C'est aussi dans ces limites que nous trouvons précisément chez nous le plus de hernieux. Si nous en rencontrons un nombre assez élevé encore parmi les hommes ayant de 1 mètre 66 à 1 mètre 75, c'est que telle est la taille exigée pour les corps dont le service expose le plus aux hernies, c'est-à-dire l'artillerie, le génie, la cavalerie, les ouvriers. Il n'est donc guère facile de dire, d'après le relevé ci-dessus, si la différence de taille prédispose réellement aux hernies ; le raisonnement, et l'expérience dans la classe civile, peuvent seuls l'établir.

§ X. — Provenance des hernies.

Il serait utile de montrer la proportion des hernieux que fournissent les différentes armes de notre force militaire. Pour arriver à un résultat significatif, il faudrait faire le relevé du nombre d'hommes sortis de chacune de ces armes, et comparer les totaux partiels avec celui des hernieux issus des mêmes sources. J'avais entrepris ce travail; mais j'ai dû bientôt y renoncer; car à peine l'avais-je commencé, que j'ai acquis la preuve qu'un grand nombre d'invalides avaient successivement servi dans l'infanterie, dans la cavalerie, dans la marine, et que, dans la cavalerie même, ils avaient plusieurs fois changé d'arme, par suite du remaniement des cadres ou des besoins du moment. On conçoit le peu d'exactitude qui serait résulté d'un classement fait dans de telles conditions. Je me contenterai donc d'indiquer le nombre des hernies contractées dans les divers corps, sans autre rapprochement.

Il faut se rappeler, avant tout, que les causes prédisposantes et déterminantes des hernies ne sont pas les mêmes pour tous les militaires. Ainsi, le génie opère des remuements de terre et des travaux pénibles que la cavalerie ne partage pas. L'artillerie a ses manœuvres de force, ses installations de pièces, son double service de cavalerie et d'infanterie, ses courses sur des caissons à travers des terrains inégaux, etc., qui font qu'elle participe aux inconvénients de toutes les armes réunies. Il en est à peu près de même pour le train. Les rudes labeurs des marins, leurs ascensions par tous les temps sur les vergues des bâtiments, les chutes et les glissades qui s'ensuivent, le travail de la rame, l'armement et le désarmement des navires, etc., les éprouvent à chaque instant du jour. Le trot du cheval est une cause de hernies à laquelle les cavaliers sont incessamment soumis; les chutes assez fréquentes qu'ils font sont encore rendues plus dangereuses par cette circonstance, qu'ils tombent souvent engagés sous leurs montures, et que celles-ci exercent sur l'abdomen une compression plus ou moins violente. Le poids plus considérable de l'armement, pour la grosse cavalerie et les dragons; l'usage de la ceinture chez les hussards; chez tous les cavaliers, la constriction opérée par la ceinture du sabre; chez les ouvriers de l'administration ou des arsenaux, les efforts fréquemment répétés pour porter des fardeaux: telles sont les causes principales qui donnent à chaque arme ses chances particulières de hernies, indépendamment des causes générales.

L'infanterie ne les offre pas, à la vérité; du moins elles n'ont pas chez elle la même intensité d'action. Mais à elle appartiennent les courses dans les montagnes, les marches de jour et de nuit dans des sentiers inégaux, rocailleux, glissants; le saut des fossés; le passage des rivières, sac au dos, etc., etc. C'est encore elle qui vient en aide aux autres armes, pour creuser et remuer la terre, pour aider aux travaux de siège, etc. Si l'on ajoute à tant de motifs, qu'elle fait la masse de l'armée, puisque, sur un total de 350,000 hommes, elle fournit un effectif de 240,000, on comprendra pourquoi elle apporte aussi le plus fort contingent au chiffre des hernieux. Cette dernière raison se représente dans la cavalerie pour les chasseurs, dont les régiments ont longtemps été plus nombreux que les autres.

Voici, du reste, le résultat de mes recherches.

Hernies contractées dans le génie militaire.......... 5

	Report......	5
Hernies contractées	dans les lanciers...............	6
id.	dans le train..................	6
id.	dans la marine................	8
id.	dans les hussards..............	10
id.	dans les ouvriers..............	14
id.	dans les dragons..............	16
id.	dans la grosse cavalerie et la gendarmerie..................	30
id.	dans les chasseurs à cheval......	38
id.	dans l'artillerie.................	42
id.	dans l'infanterie (dont 6 pompiers)	718
id.	avant l'entrée au service........	3
		896

Je porte ici 718 hernies au compte de l'infanterie; cependant elles sont loin d'être toutes survenues dans cette arme. Un grand nombre, en effet, se sont déclarées chez des hommes qui, à la vérité, y avaient exclusivement servi, mais qui n'ont été atteints de hernie qu'un certain temps après leur retour dans leurs foyers. Les faits exactement rétablis donnent lieu à la rectification suivante :

126 anciens fantassins ont réellement contracté leur infirmité sous les drapeaux;

264 l'ont contractée peu de temps après leur sortie du service, et avant leur admission à l'Hôtel des Invalides;

328 l'ont contractée à l'Hôtel.

En songeant à la proportion pour laquelle l'infanterie entre dans l'armée, il y a peut-être lieu de s'étonner de ne pas trouver un plus grand nombre de hernies survenues dans les rangs de cette arme; mais, il faut s'en souvenir, le soldat au service a encore toute sa vigueur; l'affaiblissement de ses organes n'arrive que plus tard, quand déjà il a fini son temps, et qu'il a quitté l'habit militaire, sous lequel il a si souvent contracté le germe de sa future infirmité. Les fatigues de la carrière des armes l'ont prédisposé; à un jour dit, une cause, parfois légère, détermine une descente ménagée de longue main.

Le tableau ci-après indique les professions qu'exerçaient, au moment de l'apparition de leurs hernies, les 264 fantassins libérés du service, et non encore admis à l'Hôtel.

1 Postillon.
1 Tapissier.
1 Bûcheron.
1 Employé aux télégraphes.
1 Perruquier.
1 Marbrier.
1 Bourrelier.
1 Plaqueur en argent.
1 Bijoutier.
1 Relieur.
1 Cardeur de matelas.
1 Peintre en bâtiments.
1 Berger.
1 Modèle de peintres.
2 Domestiques.
2 Marchands de charbon.
2 Chapeliers.
2 Mécaniciens.
2 Instituteurs.
2 Passementiers.
2 Portiers.
3 Tailleurs d'habits.
3 Maçons.
3 Paveurs.
3 Bouchers.
3 Scieurs de pierre.
3 Teinturiers.
3 Batteurs en grange.
4 Meuniers.
4 Chaudronniers.
4 Maîtres d'escrime.
4 Employés aux machines à vapeur.
4 Terrassiers.
4 Ouvriers imprimeurs.
4 Boulangers.
4 Forgerons.
5 Cantonniers.
5 Joueurs d'instruments à vent.
6 Employés de bureau.
6 Tanneurs.
7 Tisserands.
7 Charpentiers.
8 Charretiers.
8 Gardes-champêtres.
8 Commis-marchands.
9 Manœuvres.
10 Filateurs.
10 Cordonniers.
10 Menuisiers ou ébénistes.
11 Frotteurs ou hommes de peine.
12 Jardiniers.
12 Hommes sans profession distincte.
14 Portefaix.
35 Cultivateurs ou journaliers.

On voit qu'ici la fréquence des hernies n'est pas en rapport avec les fatigues propres à chaque profession. Mais pour tirer de ce tableau quelque conclusion valable, il serait indispensable de donner le chiffre total comparatif des individus qui ont exercé le même état; et c'est ce que je ne puis faire.

Les anciens fantassins chez lesquels les hernies se sont manifestées depuis leur admission à l'hôtel, sont en nombre considérable, puisqu'il y en a 328 sur 896. En recherchant les causes de cette proportion, on en rencontre plusieurs qui paraissent irrécusables. Ce sont : l'âge, les conditions de logement dans lesquelles se trouvent les pensionnaires de la maison, la nature de leurs blessures et mutilations.

1° On a vu plus haut que la majeure partie des invalides se compose de gens âgés de 50 à 80 ans, et que c'est aussi entre 50 et 70 ans que les descentes sont arrivées chez la plupart d'entre eux. Sur les 4,252 hommes visités, près de 700 sont entrés dans l'établissement avec des retraites pour ancienneté de service, et environ 80 comme usés par les fatigues de la guerre. Ensemble, ils ont fourni 134 hernieux après leur admission. Or, les militaires retraités par ancienneté ne sont reçus à l'Hôtel qu'après avoir atteint leur soixantième année, époque des catarrhes, des cystites chroniques, etc. Il est facile, après cela, d'établir les rapports qui existent, à ce point de vue, entre l'âge et le chiffre des hernieux de cette catégorie.

2° Les salles basses de l'Hôtel sont habitées par un assez petit nombre d'invalides; la plupart sont répartis entre les 1er, 2e, 3e et 4e étages. La nécessité de descendre aux réfectoires et autres dépendances situées au rez-de-chaussée, de remonter dans leurs chambres, de répéter cet exercice plusieurs fois par jour pour différents motifs, est évidemment une cause de hernies chez des hommes déjà vieux et affaiblis. Il faut ajouter que beaucoup de nos pensionnaires sont loin de conserver toujours la sobriété qui leur serait indispensable pour éviter de glisser dans ces escaliers, où un certain nombre ont 50, 80 et même 100 marches à gravir et à descendre.

3° La nature des autres infirmités ne peut pas être étrangère à la production des hernies. Les faux pas sont fréquents chez les aveugles, chez les amputés des membres inférieurs, et chez les hommes qui, sans être amputés, ont cependant des blessures plus ou moins graves aux jambes ou aux cuisses, et ne marchent pas librement.

Les borgnes ne voient pas toujours à temps les obstacles qui les font trébucher ; les amputés du bras, ceux qui ont des lésions importantes aux membres supérieurs, ne retrouvent pas leur équilibre avec toute l'agilité désirable ; parmi les individus blessés au crâne, au cou, au rachis, il s'en trouve dont la marche titubante et inégale ressemble à celle d'hommes ivres, et qui ne sont pas maîtres d'éviter, quand il le faudrait, le ressaut d'un trottoir, une inégalité de terrain, ou toute autre cause de secousse inattendue.

Le classement suivant vient appuyer ces données ; il indique les lésions dont nos hernieux étaient atteints depuis un temps variable, au moment ou leurs descentes se sont déclarées, soit pendant leur présence sous les drapeaux, soit après les avoir quittés. Ainsi, j'ai trouvé :

1	hernieux	sur 6	individus atteints d'hémiplégie;
2	id.	sur 11	id. de paraplégie;
6	id.	sur 34	id. de paralysies plus ou moins généralisées;
10	id.	sur 36	individus atteints de blessures multiples;
13	id.	sur 87	id. borgnes;
16	id.	sur 66	blessés à l'abdomen ou au bassin, non compris les 9 hernieux par blessures directes;
22	id.	sur 70	blessés au thorax;
24	id.	sur 269	blessés à la tête ou au cou;
26	id.	sur 152	aveugles;
40	id.	sur 220	amputés du membre supérieur;
63	id.	sur 324	id. inférieur;
129	id.	sur 779	blessés au membre supérieur;
254	id.	sur 841	id. inférieur;
134	id.	sur 780	retraités par ancienneté de service ou usés par les fatigues de la guerre.

156 hernies ont été contractées avant les blessures.

§ XI. — Influence sur les chances de longévité.

L'existence des hernies diminue-t-elle, parmi les

invalides, les chances de longévité? Augmente-t-elle, parmi eux, la mortalité proportionnelle? Les documents suivants vont répondre négativement à ces questions, pour la période de cinq années sur laquelle nos recherches ont porté.

Parmi les hommes qui ont contracté leurs descentes

Au-dessous de 20 ans,	1 a aujourd'hui 48 ans. 1 id. 56 1 id. 72	3
De 20 à 30 ans, dont 4 par blessures,	10 ont de 50 à 60 ans. 53 id. 60 à 70 20 id. 70 à 80 2 id. 80 à 87 13 sont morts de 65 à 70 ans. 47 id. 70 à 80	145
De 30 à 40 ans, dont 5 par blessures,	1 a aujourd'hui 37 ans. 1 id. 46 9 ont de 50 à 60 58 id. 60 à 70 12 id. 70 à 80 1 a.......... 83 57 sont morts de 65 à 70 ans.	139
De 40 à 50 ans,	27 ont aujourd'hui de 50 à 60 ans 47 id. 60 à 70 16 id. 70 à 80 3 id. 80 à 86 46 sont morts... de 70 à 80	139
De 50 à 60 ans,	77 ont de 50 à 60 ans 91 id. 60 à 70 31 id. 70 à 80 1 a 81 ans. 27 sont morts de 67 à 70 ans.	227
De 60 à 70 ans,	106 ont de 60 à 70 ans. 70 id. 70 à 80 6 sont morts de 70 à 77 ans.	182
De 70 à 80 ans,	55 ont de 71 à 80 ans. 2 id. 80 à 82 1 a 101 ans. 1 est mort à l'âge présumé de 127 ans.	59
Au-delà de 80 ans,	1 a 81 ans. 1 a 84	2
	TOTAL.......	896

De cette statistique, il résulte que parmi nos hernieux :

1	est âgé de...............	37 ans.
2	ont de..............	46 à 48
124	ont de..............	50 à 60
355	ont de..............	60 à 70
205	ont de..............	70 à 80
11	ont de..............	80 à 90
1	a 101 ans.	
196	sont morts entre 65 et 80 ans.	
1	est mort à l'âge présumé de 127 ans.	
896	Total.	

Je dois dire, pour être exact, que je considère comme vivants six hommes qui ont quitté l'Hôtel, quoique je ne sois pas certain qu'ils existent encore.

En calculant ces différents chiffres, on trouve que l'âge moyen pour nos hernieux morts ou vivants a été, pendant les cinq années énoncées, de 67 ans 11 mois. Or, si, à l'aide du premier tableau inscrit au commencement de ce travail, on cherche l'âge moyen des 4,252 invalides visités, parmi lesquels figurent ces mêmes hernieux, on voit que, pendant le même temps, cet âge a été pour la masse de 66 ans 8 mois. Si, d'un autre côté, on retranche les hernieux du total, dans chaque période d'âge à laquelle ils appartiennent, il reste pour la population non atteinte de descentes :

38	hommes âgés de	20 à 30 ans.
88	id.	30 à 40
93	id.	40 à 50
412	id.	50 à 60
1,401	id.	60 à 70
1,102	id.	70 à 80
219	id.	80 à 90
3	id.	90 à 95

Total 3,356 hommes non affectés de hernies.

Et l'on trouve que, pendant le même laps de temps, l'âge moyen pour eux a été de 66 ans 7 mois.

Il résulte de là que l'existence des hernies est loin d'avoir diminué en rien les chances de longévité de nos anciens militaires.

Voyons maintenant si elle a amené une mortalité proportionnelle plus considérable.

§ XII. — Influence sur la mortalité.

Les chiffres notés précédemment ont démontré que, du 1er janvier 1847 au 1er mars 1852, le total des hernieux a été au total des invalides comme 1 : 4,74. Pendant ce temps, il est mort à l'Hôtel 1,638 hommes, dont 197 étaient affligés de hernies. La mortalité générale a donc été dans les rapports de 1 à 2,59.

En déduisant d'une part les hernieux du total des hommes visités, et, de l'autre, les morts atteints de hernies du total des décédés, on trouve :

1° Que le nombre des morts *non hernieux* a été à la population *non hernieuse* de la maison comme 1 est à 2,32 ;

2° Que le nombre des morts *hernieux* est au chiffre total des hommes visités comme 1 est à 21,58 ; au total général des morts comme 1 est à 8,31, et au total des hernieux comme 1 est à 4,54.

La mortalité proportionnelle a donc été beaucoup moins forte parmi les hernieux que parmi les autres invalides.

Comme il eût été possible que les affections auxquelles les hernieux ont succombé fussent été la conséquence de leurs descentes, et que, par suite, les termes comparatifs de la mortalité eussent dû éprouver des modifications importantes, j'ai relevé sur le registre des décès le genre de maladies, causes de mort, inscrit pour chacun d'eux, d'après la déclaration des médecins traitants. Cette opération m'a conduit à voir que :

45 ont succombé à des lésions des centres nerveux;
2 à des cancers de la face;

1 à un œdème de la glotte;
54 à des lésions des organes respiratoires ;
14 à des lésions des organes circulatoires ;
6 à des lésions des organes urinaires ;
2 à des cancers de l'estomac ;
2 à des gastro-hépatites ;
5 à des entérites et gastro-entérites ;
4 à des colites chroniques ;
2 à des hernies étranglées, dont une avait été opérée ;
6 à des péritonites;
1 à une ascite, sans autre affection indiquée ;
15 au choléra asiatique ;
1 à un abcès de la fosse iliaque ;
1 à un phlegmon diffus ;
2 à des érysipèles erratiques ;
1 aux suites de fractures multiples ;
1 à une gangrène sénile ;
1 à une anasarque, sans autre affection indiquée ;
1 au scorbut ;
1 à une fièvre pernicieuse ;
24 à l'adynamie sénile ;
3 à l'asphyxie par suspension (suicides).
1 a été écrasé par une voiture.
1 a été tué en duel.

Toutes celles de ces maladies qui n'intéressent pas directement le tube digestif ne peuvent raisonnablement pas être attribuées à l'existence plus ou moins ancienne des hernies. Les seules dont on pourrait accuser ces dernières sont les trente-sept cas particuliers qui, dans le tableau précédent, commencent au cancer de l'estomac, et finissent au choléra; encore est-ce être bien large que de leur concéder une puissance quelconque sur cette maladie épidémique.

J'ai voulu mettre en regard le nombre des décès que chacune de ces mêmes affections a causées comparativement dans la population *non hernieuse*, et voici le résultat de ce dépouillement, fait avec soin par M. le docteur Michaux, l'un de mes plus consciencieux collaborateurs, et vérifié ensuite par moi-même.

Pendant les cinq ans et deux mois que cette statistique embrasse,

30	hommes non hernieux	sont	morts de cacer de l'estomac;
15	id.	id.	d'hépatite ou de gastro-hépatite ;
68	id.	id.	d'entérite ou de gastro-entérite ;
23	id.	id.	de colite chronique ;
15	id.	id.	de péritonite ;
12	id.	id.	d'ascite ;
70	id.	id.	de choléra asiatique.

Ce rapprochement démontre encore qu'il n'est pas possible d'attribuer aux hernies plus d'influence sur notre mortalité qu'à toute autre cause.

www.ingramcontent.com/pod-product-compliance
Ingram Content Group UK Ltd.
Pitfield, Milton Keynes, MK11 3LW, UK
UKHW020523230726
13925UKWH00005B/2222